Dr Henry MACHERAS
Ex-Interne des Hôpitaux de Besançon

DES

Localisations tardives

DE

l'Infection tuberculeuse aiguë

A. MALOINE, ÉDITEUR

rue de l'Ecole-de-Médecine — PARIS

Rue de la Charité, 6 — LYON

1906

Dr Henry MACHERAS
Ex-Interne des Hôpitaux de Besançon

DES

Localisations tardives

DE

l'Infection tuberculeuse aiguë

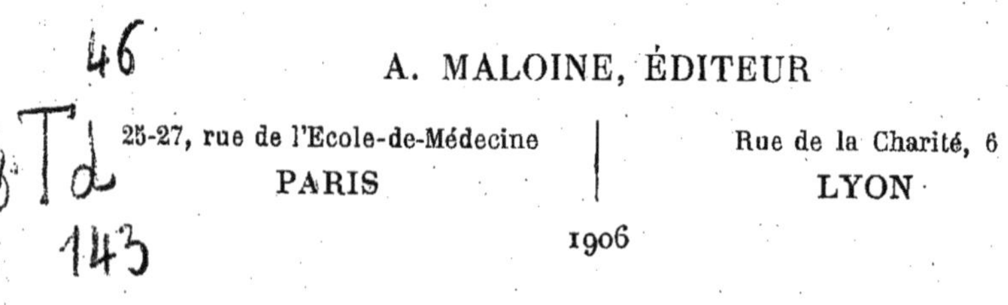

A. MALOINE, ÉDITEUR

25-27, rue de l'Ecole-de-Médecine
PARIS

Rue de la Charité, 6
LYON

1906

A MON PÈRE ET A MA MÈRE

Témoignage de ma profonde reconnaissance.

A MON ÉPOUSE

Gage d'une affection sincère.

A MES PARENTS

A MES AMIS

A MON PRÉSIDENT DE THÈSE

M. le Professeur WEILL

Professeur de Clinique médicale infantile
Médecin des Hôpitaux

A MES MAITRES
DE L'ÉCOLE DE MÉDECINE DE BESANÇON

INTRODUCTION

Dans ce travail, notre but sera d'étudier l'infection tuberculeuse aiguë, cette forme particulière de tuberculose, qui au début se caractérise uniquement par de la fièvre et de signaler l'apparition plus ou moins tardive de ses localisations.

Mais avant d'aborder notre sujet, nous croyons qu'il est un devoir pour nous de remercier ceux qui se sont intéressés à nous pendant nos études médicales.

Que M. le professeur Weill qui nous a inspiré les idées de ce travail, reçoive un témoignage spécial de notre gratitude, pour la bienveillance dont il a toujours fait preuve à notre égard et l'honneur qu'il nous fait en présidant notre thèse.

Au Dr Dauvergne, chef de clinique, qui ne nous a pas ménagé, ni son temps, ni ses conseils ; nos sincères remerciements.

Nous n'oublierons pas non plus nos maîtres de l'École de médecine de Besançon, qui ont dirigé nos premiers pas dans la carrière médicale. Nous conservons le meilleur souvenir de leur enseignement si paternel et nous les prions de recevoir l'hommage de notre profonde reconnaissance.

Nous diviserons cette étude en trois parties. Dans une première, nous traiterons l'évolution clinique de cette forme de tuberculose, en suivant pas à pas nos malades depuis le début de leur affection jusqu'à l'apparition des localisations ; nous préoccupant surtout des caractères de la fièvre, seul signe positif que nous ayons souvent en notre possession.

Dans une deuxième partie, nous décrirons ces localisations, cherchant à préciser la date à laquelle elles apparaissent généralement.

Enfin, nous réserverons la troisième partie à une ébauche de diagnostic et nous verrons quelles difficultés quelquefois on éprouve à différencier ces formes de tuberculose de la fièvre typhoïde et des infections dites para-typhoïdes.

Nous aurons donc trois chapitres :

1° Évolution clinique de cette forme de tuberculose.

2° Des localisations.

3° Diagnostic.

Évolution clinique de cette forme anormale de tuberculose

Nous voulons parler de ces malades qui sont envoyés fréquemment à l'hôpital avec le diagnostic de fièvre typhoïde et qui, en somme, ne présentent pas grands symptômes, à part un seul qui ne manque jamais : une température élevée. Cette fièvre varie suivant le moment où l'on examine le malade, mais elle présente ce caractère particulier sur lequel nous reviendrons : c'est d'être bien supportée par le sujet.

L'état général, en effet, est satisfaisant, à part un teint pâle et amaigri qu'on rencontre quelquefois ; l'enfant, s'il s'agit d'un enfant, répond bien aux questions qu'on lui adresse et n'a pas l'air d'attirer l'attention sur aucun organe spécialement. Souvent il a l'air gai, s'amuse volontiers et se lèverait si on ne le forçait à garder le lit. Si ce sont des adultes, ils se plaignent seulement d'être las au moindre effort, de maigrir, d'avoir quelques sueurs nocturnes, souvent un peu chaud le soir, et ils sont très surpris lorsqu'on prend leur température de voir le thermomètre marquer 39° ou 40°.

Telles sont les apparences brièvement esquissées sous lèsquelles se présentent les malades à leur arrivée à l'hôpital, mais cette entrée ne coïncide la plupart du temps qu'avec le cinquième ou sixième jour de l'infection, les malades appréhendant toujours de venir dans les services hospitaliers.

Si nous interrogeons les parents et si nous cherchons à analyser les symptômes du début ; nous voyons d'après nos observations que les sujets ont perdu l'appétit, qu'ils ont présenté quelquefois des changements de caractère, que les enfants travailleurs sont devenus paresseux et poussés au sommeil pendant la journée. Chez d'autres, l'attention aura été attirée par de fréquents maux de tête, ou par des vomissements ou par de la diarrhée. D'autres présenteront des épistaxis, en définitive, un ensemble de symptômes variables, qui accompagnés d'une élévation de température ont fait penser immédiatement à une dothienenterie au début.

Examinons ces malades. Le premier symptôme qui nous frappe, c'est la fièvre, fièvre s'élevant à 39°5, 40° qui n'incommode nullement le malade, celui-ci ne soupçonnant souvent pas cet état fébrile.

Cette température doit être recherchée avec soin et prise, si cela est nécessaire, toutes les deux heures. Boudreaux à qui nous empruntons une observation admet un accès diurne et un accès nocturne, le premier arrivant vers dix heures du matin ou trois heures de l'après-midi, le second entre neuf heures et onze heures du soir. Ces deux accès peuvent exister chez le même sujet, ils sont brusques, comme leur période d'acmé, est courte et sont suivis quelquefois d'une période d'hypothermie.

Quant au type même que revêt cette fièvre, Chrétien en admet six variétés. Nous croyons devoir les réduire à trois principales.

Dans une première variété, décrite par Landouzy comme type caractéristique de la typho-bacillose, suivant l'expression sous laquelle il désigne la fièvre tuberculeuse aiguë, nous observons une température matinale qui diffère peu de la température vespérale ; un demi-degré, à peine un degré ; c'est presque la température en plateau de la pneumonie ou de la fièvre typhoïde. D'après les recherches que nous avons faites à ce sujet, nous croyons que cette forme est très rare, et nous ne l'avons pas rencontrée une seule fois dans nos observations.

Dans un deuxième type, nous trouvons la fièvre intermittente, avec ses grandes oscillations, dont la température tombe le matin à la normale pour atteindre tous les soirs 39° ou davantage même. Nous ne la rencontrons pas dans l'infection tuberculeuse aiguë ; c'est plutôt la fièvre de suppuration, celle des cavitaires. On peut du reste, d'après le tracé de la courbe thermique d'un tuberculeux, se rendre compte de la variété et de l'intensité des lésions bacillaires.

Nous arrivons au troisième type, qui est la fièvre rémittente ; c'est celle ou la température matinale baisse, mais sans atteindre la normale. En nous basant sur nos observations, nous pouvons dire qu'elle caractérise la forme de tuberculose qui nous occupe. Bien entendu, la courbe thermique peut être coupée de temps en temps, par quelques variantes, puisque comme nous le ferons observer plus loin, elle est très instable, mais le type rémittent n'en reste pas moins la règle.

Quant aux autres variétés qui ont été signalées, elles ne doivent pas nous arrêter longtemps. C'est le type subfébrile que Strumpell a décrit, où la température matinale est normale et celle du soir s'élève sans dépasser 38°,5. C'est le type fébri-cachectique de Hanot. C'est encore la forme irrégulière décrite par Chrétien dans sa thèse, mais qui pour Barbier procède en définitive d'une façon régulière et qu'il propose d'appeler fièvre régulièrement irrégulière.

Bref, quant à la pathogénie de cette fièvre, elle est très discutable. Landouzy admet dans ces variétés uniquement une question de toxines, sans édification tuberculeuse. Cette opinion est loin d'être admise par tous les auteurs qui prétendent qu'il n'y a pas de fièvre tuberculeuse sans lésion si minime soit-elle.

Certains accordent une grande valeur à la non élimination des toxines sécrétées, dans un organisme dont les fonctions sont sérieusement troublées, et se basent, pour confirmer leur opinion, sur la diminution du coefficient de toxicité urinaire.

La question des toxines tuberculeuses viendra peut-être un jour donner la clef du problème. Les recherches récentes d'Auclair sur les poisons tuberculeux nous montrent qu'en traitant les bacilles de

Koch morts par diverses substances chimiques, on peut obtenir des lésions bacillaires suivant le poison employé, poison sclérosant et poison caséifiant.

La caractéristique de ces deux variétés de poison est de donner lieu à des lésions locales sans grand retentissement général, contrairement aux formes qui nous occupent, qui prétendent être l'apanage des poisons tuberculeux vivants, analogues à la tuberculine. D'ailleurs Krompecher, de Budapest, se range pleinement à la découverte d'Auclair, en disant qu'a l'inverse de la tuberculose infectieuse provoquée par les bacilles vivants ; le bacille de Koch mort produit une tuberculose toxique. Dans le premier cas, il se produit une généralisation rapide, dans le second cas, une localisation.

Mircoli, en 1899, dans un article sur les toxines tuberculeuses et la température admettait, parmi les variétés de tuberculose : les proteïnes en petit nombre qui ont une action hyperthermisante et les toxines qui entrainent au contraire un abaissement de la température.

Quoiqu'il en soit, on peut dire que toute maladie en évolution où l'on constate une fièvre à grandes oscillations, fièvre bien supportée par le malade, qui suivant la remarque du professeur Weill, subit des inflexions très fortes de sa courbe, sous la simple influence d'un bain ou d'un antithermique, doit être suspecte et faire toujours penser à la bacillose.

En dehors de cette fièvre avec tous ses caractères, seul signe positif; on peut observer encore quelques symptômes, qui sont d'ailleurs inconstants et variables avec chaque sujet en particulier.

Les malades généralement ne se plaignent pas. Le tube digestif est souvent en plus ou moins bon état ; la langue est saburrale quelquefois, comme la malade de notre observation II d'aspect typhique, présentant un piqueté rouge sur les bords. Le ventre est plutôt souple, et on ne trouve ni gargouillement, ni douleur à la pression dans les fosses iliaques.

La rate est presque toujours de volume normal, nous l'avons vue cependant légèrement hypertrophiée. On observe tantôt une diarrhée abondante, comme chez la malade de notre observation I ; tantôt et le plus souvent une constipation opiniâtre, malade de notre observation V ; tantôt enfin des alternatives de diarrhée et de constipation. Les tâches rosées lenticulaires font défaut ; nous les avons cependant notées dans notre observation II ou du moins elles sont très douteuses.

La céphalée est presque toujours de règle, mais sans localisation nette. Les épistaxis se rencontrent.

Aux poumons, aucun signe à la palpation ni à la percussion, à part quelques sibilances d'ailleurs inconstantes à l'auscultation.

Le séro-diagnostic tuberculeux n'a pas été fait dans nos observations, mais la séro-réaction de Widal a toujours été négative. Bien qu'on l'ait observée dans la granulie, ce signe n'en conserve pas moins toute sa valeur.

En résumé donc, et nous ne saurions trop revenir

sur ce point, la fièvre avec ses principaux caractères peut seule, le plus souvent, nous conduire au diagnostic que nous discuterons après avoir étudié les principales localisations de l'infection.

Des localisations

Il serait bien difficile de déterminer exactement à quel moment de l'infection se produit la localisation. Le professeur Weill a vu cette dernière survenir sur les méninges, cinq semaines après le début de l'infection, et dans un autre cas, une localisation péritonéale se faire deux mois après chez un enfant de quatre ans.

Dans nos observations, nous voyons une méningite se déclarer dans le courant de la sixième semaine et des localisations pulmonaires apparaître vers la troisième ou quatrième. Nous n'avons observé qu'un seul cas où elle se soit faite quinze jours après, sur les poumons. Ce qui nous amène à dire que la localisation se fait rarement avant le vingtième jour et le plus souvent dans le courant de la troisième semaine.

Pendant ce laps de temps plus ou moins long, les les malades conservent un état général assez satisfsisant et supportent bien cette température élevée.

Très souvent la localisation a lieu sur les poumons ; nous l'avons rencontrée cinq fois. Elle apparait assez brusquement, alors que deux jours auparavant aucun signe ne pouvait la faire prévoir, et se développe rapidement. Dans notre observation I, c'est dans le courant de la troisième semaine que se montrent : de la submatité sous la clavicule droite, de l'obscurité et de l'exagération des vibrations au sommet droit.

Dans notre observation IV, sur la fin de la première quinzaine apparait un foyer de râles au sommet et on note de la matité à droite. La malade sort, emmenée par sa mère, et revient au bout d'un mois, très amaigrie, présentant des râles humides aux deux sommets et une expectoration muco-purulente. Dans un troisième séjour, c'est-à-dire quatre mois plus tard, elle offre un état de cachexie avancée, et meurt peu après.

Dans cette observation VII, que nous empruntons à la thèse de Pistre, nous voyons les accidents pulmonaires apparaître le vingt-et-unième jour et faire des progrès si rapides qu'ils amènent la mort de la malade un an plus tard.

Chez les enfants surtout, la localisation méningée n'est pas rare et se développe avec une extrême rapidité. Nous en avons un cas dans notre observation V, où ce n'est qu'à la fin de la cinquième semaine que l'enfant présente des vomissements accompagnant une céphalée intense, des cris méningitiques, de la raideur des membres, une respiration irrégulière, affectant le rhytme de Cheyne-Stokes, des convulsions et la mort à la fin de la sixième semaine. Or l'autopsie nous révèle un exsudat fibrineux à la base du cerveau, des granulations tuberculeuses sur les vaisseaux de la pie-mère épaissie ; quelques ganglions trachéo-bronchiques hypertrophiés, mais rien aux poumons, ni dans l'abdomen.

La localisation peut se faire sur le péritoine, telle notre petite malade de l'observation II, où vers le vingt-cinquième jour, après avoir présenté des symptômes assez vagues : céphalée, constipation, mais toujours une température à type rémittent, on découvre un ballonnement extraordinaire du ventre avec du tympanisme dans la région sus-ombilicale et de la douleur et une consistance plus ou moins dure dans la partie sous-ombilicale, qui fit diagnostiquer à un chirurgien appelé, une péritonite tuberculeuse.

Nous ne passons pas en revue nos autres observations qui sont en définitif calquées sur celles que nous venons d'exposer.

Telles sont les principales localisations qu'on rencontre le plus fréquemment. Le pronostic en est toujours très sombre, car la plupart du temps les lésions se développent d'autant plus rapidement que leur apparition est plus tardive.

Diagnostic.

Le diagnostic de l'infection tuberculeuse aiguë, livré aux secours seuls de la clinique, est souvent fort difficile, car presque toutes les infections ont des traits communs avec cette forme de tuberculose. Mais s'il en est une qui prête le plus souvent à confusion, c'est bien l'infection éberthienne et nous nous y arrêterons un peu plus longtemps.

En règle générale, dans la bacillose, on n'observe ni diarrhée, ni taches rosées lenticulaires, ni catarrhe broncho-pulmonaire ; en définitive, des signes négatifs qui souffrent cependant des exceptions.

Les prodromes sont plus accentués dans la fièvre typhoïde ; l'état de prostration plus marqué, les toxines secrétées par le bacille d'Eberth semblent paralyser les fonctions cérébrales. Les malades délirent, ont de l'insomnie, des cauchemars, se plaignent de vertiges, de bourdonnements d'oreille, quelquefois présentent une stupeur profonde et persistante. Rien de tout cela dans la bacillose, où on ne rencontre, ni délire, ni insomnie, mais une apparence de santé que n'altère nullement l'état fébrile.

Dans la Dothienentérie, les épistaxis sont plus fréquents, la céphalée plus tenace, le pouls souvent dicrote et plus élevé à égalité de température, bien que dans les deux maladies on puisse trouver dissociation du pouls et de la température.

Quant aux taches rosées que nous avons signalées dans les signes négatifs, on peut les rencontrer. Jaccoud les a observées et nous-mêmes les avons trouvées dans notre observation II. Elles ont été signalées dans la granulie et dans d'autres infections de sorte qu'elles ne viennent rien ajouter au diagnostic.

Il en est de même de la splénomégalie, qui se voit dans les deux affections, mais avec plus de fréquence cependant dans la fièvre typhoïde.

L'existence de la diarrhée avec gargouillement et douleur à la pression dans la fosse iliaque droite, surtout avec ballonnement du ventre, pourra nous être de quelque utilité ; car, nous rencontrons plus souvent dans la tuberculose une constipation opiniâtre, alternant avec quelques selles diarrhéïques. Il en est de même du décubitus dorsal que gardent continuellement les malades atteints de fièvre typhoïde, du moins dans ses formes intestinales.

Landouzy donne comme moyen de diagnostic, l'existence de la fièvre continue ; nous avons dit ce que nous en pensions. Nous croyons que la fièvre à grandes oscillations, prenant le type rémittent est la caractéristique de l'infection tuberculeuse aiguë ;

dans la fièvre typhoïde, la température se maintenant à un taux uniforme plusieurs jours de suite.

En définitive, le diagnostic clinique est quelquefois impossible, seule la courbe thermique nous aidera, à la condition de prendre avec soin la température toutes les deux heures, pour juger ainsi des oscillations diurnes qui sont toujours plus marquées que dans la fièvre typhoïde.

On pourra également utiliser le bain froid ou un antithermique à faible dose, cryogénine ou antipyrine par exemple, qui font tomber rapidement la fièvre.

Nous avons enfin les procédés de laboratoire qui viennent contrôler l'observation clinique et nous sont d'un grand secours dans les cas douteux. C'est le séro-diagnostic typhique d'une part et de l'autre la séro-réaction tuberculeuse. Nous ne nous y arrêterons pas longtemps, nous ne dirons que quelques mots du séro-diagnostic tuberculeux qui n'a été expérimenté que deux fois dans nos observations.

On se sert pour cette expérience de cultures de bacilles tuberculeux dans du bouillon glycériné, âgées de dix jours au moins, en pleine période d'activité par conséquent. On arrête à ce moment la végétation par l'addition de quelques gouttes de formol. Puis on répartit ces cultures homogènes par doses variables connues, dans des tubes à essai, dans lesquels on ajoute toujours la même quantité du sérum du malade. Par cette série graduée de cultures qu'on obtient, on peut juger du pouvoir agglutinant du sérum, trois à cinq heures après.

Ce signe n'a pas une valeur absolue, mais « en pratique, disent le professeur Arloing et P. Courmont, une séro-réaction positive chez un sujet suspect est un signe de grande valeur, une séro-réaction négative n'aura qu'une valeur moindre puisque l'agglutination fait défaut chez certains tuberculeux ».

Il nous reste à dire quelques mots de ce que l'on a appelé les paratyphoïdes et dont on a beaucoup parlé, ces derniers temps, dans leurs rapports avec la tuberculose.

On a rangé sous le nom de paratyphus, de paratyphoïdes, des affections affectant une forme atténuée de fièvre typhoïde, sans localisations. C'est en général, une maladie bénigne puisque dans les diverses épidémies d'Allemagne, on n'a relevé que quatre décès et l'autopsie ne montre que des lésions toxi-infectieuses banales sur les différents organes. On a même isolé un bacille paratyphique qui présente deux types, un type A se rapprochant du bacille d'Eberth, et un type B se rapprochant du coli-bacille. Ce bacille paratyphique n'est pas agglutiné par le sérum thyphoïdique.

On conçoit quelles difficultés, on éprouve quand on est en présence de ces paratyphoïdes. Sans vouloir nier leur existence ; peut-être quelques unes ne seraient que des formes de tuberculose comme celle qui nous occupe.

Nous résumerons l'observation d'une malade dont le diagnostic, porté pendant la vie, fut celui de paratyphoïde, et dont l'autopsie nous révéla une tuberculose intestinale.

Il s'agit d'une petite fille de onze ans, qui entre à

la Charité, Salle Saint-Ferdinand, le 28 janvier 1906. L'affection remonte au 14 janvier, jour où la malade s'amuse toute la journée, mais parait le soir très fatiguée, avec céphalée et somnolence.

A son entrée, on constate de la constipation et une douleur abdominale à la pression, quelques tâches rosées lenticulaires, une rate un peu hypertrophiée.

Aux poumons, on perçoit quelques râles de bronchite et un retentissement de la voix et de la toux.

Les réflexes sont normaux. Pas de trépidation épileptoïde. Pas de Babinski. Pas de Kernig.

Le séro-diagnostic typhique est négatif.

La séro-réaction tuberculeuse négative.

On ne trouve pas de bacilles de Koch dans le sang.

La température présente de grandes oscillations.

Le 8 février. Grandes oscillations. Pas de troubles fonctionnels. L'enfant demande à manger. Séro-diagnostic paratyphique (Goërtner, Brion) négatif.

La respiration est irrégulière.

Le 20 février. La malade présente un état squelettique.

Le 25, elle présente des vomissements noirs liquides, sans mélange alimentaire. Elle meurt en vomissant.

L'autopsie faite le 26 nous montre quelques adhérences pleurales au sommet droit en arrière, aucune granulation tuberculeuse sur les poumons, deux ganglions caséeux au niveau du hile du cerveau, quelques granulations tuberculeuses le long des sillons vasculaires.

Sur l'intestin, dans la dernière partie de l'iléon,

environ 40 centimètres avant le cœcum, une série d'ulcérations dans le sens transversal. Pas de perforation. Les plaques de Peyer sont intactes, quelques ganglions mésentériques sont hypertrophiés.

Il nous resterait à parler des autres infections, mais elles nous laissent moins longtemps dans l'incertitude du diagnostic,car si leur début simule cette forme de bacillose, du moins l'apparition des symptômes propres à caractériser chaque maladie ne tarde pas à se faire.

L'endocardite infectieuse peut revêtir ces allures : élévation de température, développement du ventre, diarrhée ; tout concourt à égarer le diagnostic. Mais ici, outre que la température prend le type continu et que l'adynamie est très marquée, l'apparition de souffles aux orifices du cœur vient lever tous les doutes.

Restent encore certaines maladies épidémiques : la méningite cérébro-spinale, la grippe à forme typhoïde dont les localisations tardent à se produire et qui simulent l'infection tuberculeuse aigüe. Les milieux, les circonstances dans lesquelles se développent ces maladies, suffiront souvent à les caractériser.

OBSERVATIONS

OBSERVATION I

Recueillie dans le service de M. le professeur WEILL.

Infection tuberculeuse aiguë. Localisation pulmonaire trois semaines après le début de l'infection.

B... Marie-Louise, quatre ans et demi, entrée le 13 mai 1905 à la Charité. Père inconnu. Mère bien portante. Pas de fausses couches. C'est le premier enfant. Née à terme. Nourrie au sein par une nourrice, à la campagne, jusqu'à huit mois.

N'a pas eu de convulsions, mais la rougeole à deux ans et demi. Elle se portait bien, ne toussait pas, était d'un caractère gai et facile. Le 6 mai, violents maux de tête et trois vomissements alimentaires. Depuis ce jour, l'enfant a paru avoir constamment de la fièvre ; elle était toujours somnolente.

Le 13 mai. L'enfant souffre du ventre et présente de la diarrhée.

Depuis hier soir qu'elle est dans le service, l'enfant est un peu abattue, somnolente; elle a passé une bonne nuit. A eu trois selles liquides jaunâtres, mais un peu foncées. Elle ne se plaint pas, mais elle est grognon pendant l'examen. La langue est saburrale avec les bords un peu rouges. Pas d'ulcérations pharyngées, pas de taches rosées.

Aux poumons, quelques râles sibilants, d'ailleurs inconstants. Rien au cœur. L'abdomen est souple, non douloureux, mais légèrement plus sensible à droite à la pression. Pas de gargouillement très accusé. Rate non accessible à la palpation. Matité peu nette.

Pas de raideur de la nuque, ni du tronc; ni Kernig, ni Babinski. Pas d'hypéresthésie nette. Pas d'adénites.

Le 17 mai. La température fait de grandes oscillations. L'enfant ne peut se tenir tranquille pendant l'examen; elle bouge constamment, paraît choréique.

Le 19 mai. Le séro-diagnostic typhique est négatif. L'examen radiographique est négatif.

Le 20 mai. La température fait d'assez grandes oscillations. Rien de net aux poumons.

Le 23 mai. Le séro-diagnostic tuberculeux est positif.

Le 25 mai. On n'entend toujours rien à l'auscultation.

Le 5 juin. La température atteint ce matin 40° sans qu'il y ait de troubles fonctionnels. Elle s'amuse toute la journée, dort bien la nuit, ne tousse pas, n'a pas de diarrhée, n'est pas oppressée. Le foie est un peu augmenté de volume, mais la rate est normale.

On ne trouve rien au cœur ni aux poumons.

Le 8 juin. On trouve de la submatité sous la clavicule droite, de l'obscurité respiratoire et de l'exagération des vibrations au sommet droit.

Le 10 juin. On perçoit un foyer de râles du même côté. Malheureusement la mère a voulu emmener l'enfant.

Observation II

Recueillie dans le service de M. le professeur Weill.

Infection tuberculeuse aiguë. Localisation péritonéale trois à quatre semaines après le début de l'infection.

V... Madeleine, six ans, entre à la Charité le 10 juillet 1900, salle Saint-Ferdinand. Les parents sont bien portants. Deux enfants sont morts, l'un à treize mois, l'autre à cinq, tous deux de méningite. Quatre autres enfants bien portants. Nourrie au sein par une nourrice. Elle en a été retirée mal portante et chétive. Elle a eu la coqueluche à trois ans et la rougeole un mois après.

Il y a une dizaine de jours a fait une chute de sa hauteur. Depuis ce jour, se plaint de maux de tête, du ventre. N'a pas eu de diarrhée. La mère prétend qu'elle a de la difficulté pour marcher, vomit quelquefois ; depuis deux jours est agitée.

A l'entrée, facies pâli, état général peu satisfaisant. La malade est un peu émaciée, d'aspect chétif.

La langue est saburrale, avec piqueté rouge sur les bords, d'aspect typhique. Le ventre est un peu tendu, mais sans douleur dans les fosses iliaques. Il n'y a pas de gargouillement, et on ne note pas d'hypertrophie splénique ni hépatique.

Pas de taches rosées. La température est à 39° 5 hier soir, 38° ce matin. Aux poumons, pas de modification de la sonorité ; quelques râles disséminés dans la région moyenne. Au cœur, un bruit accompagné d'un souffle un peu rude, non augmenté par la pression du stétoscope et ne se propageant pas dans l'aisselle. Pouls, 112.

Les réflexes rotuliens sont exagérés ; la force musculaire des membres inférieurs paraît diminuée, mais il n'y a pas de paralysie. Rien à l'abdomen.

Le 11 juillet. La température est à 38° 7 ce matin. Deux ou trois taches rosées apparaissent, mais sont douteuses. Le séro-diagnostic typhique est négatif. La malade a eu quatre selles depuis hier. Un peu de céphalée.

Le 13 juillet. La diarrhée a cessé, mais la température fait toujours de grandes oscillations. La malade n'a pas de coliques. La matité splénique : 5 centimètres. Pas d'hypertrophie du foie.

Le 1er août. La température tend à baisser. La malade présente un léger ballonnement du ventre.

Le 3 août. La température oscille autour de 38°5. Le ventre, qui s'est ballonné de plus en plus, est énorme aujourd'hui; il est tympanisé, peu sensible. Toute la partie sous-ombilicale de l'abdomen est très sensible à la pression et présente une consistance dure qui n'existe pas en haut.

M. Nové-Josserand, qui a examiné la malade, porte le diagnostic de péritonite tuberculeuse.

Le 6 août. La constipation persiste, la température tend au type irrégulier. Ventre douloureux, submate à la percussion ce qui semble indiquer un épaississement du péritoine.

Observation III

Recueillie dans le service de M. le professeur Weill.

Infection tuberculeuse aiguë. — Localisation sur les méninges et le péritoine trois semaines après le début de l'infection.

M... Fernande, dix ans et demie, entre le 10 mai 1904 à la Charité, salle Saint-Ferdinand. Père mort d'accident. Mère bien portante. Trois autres enfants bien portants.

La malade n'a eu ni rougeole, ni scarlatine. Bonne santé habituelle. Depuis une quinzaine, elle est très agitée la nuit, Ne mange pas, est assoupie le jour et n'aime pas s'amuser. Elle a une constipation opiniâtre et de fréquents maux de tête.

Actuellement l'enfant est très amaigrie, elle est grognon et difficile à examiner. Elle se plaint de douleurs vagues dans la tête et le ventre mais ne peut rien préciser.

Le ventre est normal, un peu douloureux à la pression.

La température hier soir était à 40°, ce matin 38°2.

Pas de taches rosées. Rien aux poumons ni au cœur.

La malade ne tousse pas.

Le 24 mai. La température fait de grandes oscillations, la malade a de la céphalée qu'elle localise aux tempes.

Le séro-diagnostic typhique est négatif.

Le 28 mai. La malade entre dans une grande somnolence.

Le 29 mai. Une crise convulsive qui se répète le soir. Depuis deux jours la malade s'agite et résiste aux mouvements passifs.

Le 30 mai. On observe un peu de raideur de la nuque Kernig pas très accusé. Pas de Babinski mais de l'hyperesthésie très nette. Le réflexe rotulien est difficile à obtenir.

Le 1er juin. La malade meurt.

A l'autopsie on trouve la pie-mère enflammée, un exsudat fibrineux à la base du cerveau, un épaississement des plexus chroroïde et de la toile choroïdienne. Une légère hydrocéphalie interne.

Sur le péritoine, on trouve un semis de granulations,

Observation IV

Recueillie dans le service de M. le professeur Weill

Infection tuberculeuse aiguë. — Localisation pulmonaire quinze jours après le début de l'infection.

G... Marie, douze ans, entre le 14 juin 1897 à la Charité, salle Saint-Ferdinand. Père a eu deux attaques de rhumatisme. Mère bien portante. Pas de fausses couches.

Rougeole à trois mois, coqueluche à cinq. Rachitisme, n'a marché qu'à deux ans et demi. A sept ans, chute sur la tête dans un escalier.

La maladie a débuté il y a huit jours par des douleurs gastriques et une céphalée qui a persisté jusqu'à ce jour. Un épistaxis, il y a quatre ou cinq jours.

Actuellement l'état général est assez bon, sans abattement.

Les téguments sont pâles et la céphalée persistante. La langue est saburrale et humide. Ni vomissements, ni diarrhée. Température = 38°9.

La rate est perceptible à la percussion. Quelques douleurs gastriques.

Rien aux poumons. Rien au cœur.

Pas de taches rosées, ni de nouvel épistaxis.

La malade a fait une chute sur la tête, dans un escalier, n'a pas perdu connaissance, mais est restée couchée toute la journée. A partir de ce moment, maux de tête fréquents. Intelligence intacte.

Le 16 juin. Réaction de Widal, négative.

Le 19 juin. La température oscille depuis son entrée autour de 39°. Ne tousse pas. Ni diarrhée, ni douleurs dans le ventre. Rate un peu grosse. Rien aux poumons, ni au cœur.

Le 24 juin. Grandes oscillations thermiques. Persistance du mal de tête. Pas de localisation. A un peu maigri.

Le 29 juin. Au sommet droit en arrière, matité et augmentation des vibrations ainsi qu'un foyer de râles dans les inspirations profondes. N'a pas d'appétit.

La malade sort et revient un mois après, très amaigrie, elle présente des râles humides au sommet et une expectoration muco-purulente.

Dans un troisième séjour, elle revient avec un état cachectique et meurt une semaine après.

Observation V

Recueillie dans le service de M. le professeur Weill.

Infection tuberculeuse aiguë. — Localisation sur les méninges cinq à six semaines après le début de l'infection,

P... Marie-Rose, huit ans, entre le 25 février 1899 à la Charité, salle Saint-Ferdinand. Père bien portant. Mère a été chlorotique depuis l'âge de seize ans à vingt ans; deux frères bien portants.

L'enfant serait souffrante depuis le séjour qu'elle a fait dans un logement humide. N'a pas eu d'autres maladies que la rougeole à trois ans.

Il y a huit jours, la malade très fatiguée dut se coucher dans l'après-midi. Elle eut de fréquents maux de tête depuis ce moment, trois vomissements et une grande constipation. L'enfant se plaignait souvent aussi du ventre.

Actuellement, l'enfant paraît chétive, elle est pâle, elle a eu un vomissement bilieux ce matin, cependant elle ne paraît pas trop abattue. Elle se plaint de douleurs dans le ventre.

Le ventre n'est pas rétracté, il est souple et la palpation n'accuse pas de douleurs dans les fosses iliaques.

La rate est un peu grosse. Le foie ne déborde pas les fausses côtes. Il n'y a pas de tâches rosées.

Aux poumons, la sonorité est normale, à l'auscultation on perçoit quelques râles sibilants vers la base.

La malade ne tousse pas. La température est à 39°1.

Le 2 mars. Deux selles diarrhéiques hier et un vomissement ce matin. La température depuis l'entrée fait de grandes oscillations.

Le 8 mars. Aux poumons rien de net à l'auscultation. Toujours pas de taches rosées. Séro-diagnostic typhique négatif. Pas de Kernig. Pas de raideur de la nuque.

Le 15 mars. La constipation est revenue.

L'enfant à l'air gai et s'amuse.

Le 25 mars. L'enfant est somnolente se plaint d'un grand mal de tête, la température est à 38°8 ce matin.

Le 26 mars. La malade à eu trois vomissements, la respiration devient irrégulière. Le signe de Kernig est assez accusé. Raideur de la nuque. Cheyne-Stokes.

Le 28 mars. Cris méningitiques, la malade meurt dans la soirée.

A l'autopsie, on remarque un exsudat fibrineux à la base du cerveau, un semis de granulations sur les vaisseaux de la pie-mère.

Adénopathie trachéo-bronchique. Rien aux poumons ni à l'intestin.

Observation VI

Recueillie dans le service de M. le professeur Weill.

Infection tuberculeuse aiguë. — Localisation sur le péritoine quatre semaines après le début de l'infection.

B... Eugénie, neuf ans, entrée à la Charité le 3octobre 1900, Salle Saint Ferdinand. Parents bien portants, 2 enfants morts l'un à trois mois de diarrhée, l'autre à deux ans de méningite.

Née à terme, nourrie au sein par sa mère pendant onze mois. N'a pas eu de convulsions.

La malade avait une bonne santé habituelle, lorsque il y a quinze jours elle se plaignit d'un mal de tête. Le lendemain elle eut un vomissement et dut rester au lit toute la journée darce qu'elle était fatiguée.

Un mieux sensible se fit quelques jours mais avant hier elle eut deux épistaxis dans la journée et une diarrhée abondante.

Actuellement, la malade est un peu pâle et ne se plaint plus de souffrir. Le ventre est souple et ne présente ni gargouillement, ni douleur à la pression. Elle a eu cette nuit deux selles, mais a bien dormi le reste de la nuit. La langue est légèrement saburrale. On ne voit pas taches rosées. La température est à 38°7, ce matin et hier soir 39°9. Sérodiagnostic typhique négatif. Aux poumons rien à l'auscultation. Rien au cœur. Pas de Kernig. Pas de Babinski. Rate non perceptible.

Le 10 octobre. Depuis l'entrée, température oscillante autour de 39°, rien aux poumons mais un peu de diarrhée.

Le 15 octobre. La malade ne se plaint pas et voudrait se lever, elle demande à manger.

Le 19 octobre. Pas de taches rosées. Température hier soir 40°2.

Le 28 octobre. Le ventre est ballonné et très douloureux à

la pression dans la fosse iliaque droite. La malade a eu trois vomissements hier.

Le 30 octobre. L'abdomen présente une consistance dure, il est volumieux. Aux poumons on note de la submatité au sommet gauche avec respiration rude.

Observation VII

Empruntée à la thèse de Pistre (Montpellier, 1892).

Infection tuberculeuse aiguë. — Localisation pulmonaire trois semaines après le début de l'infection.

X..., jeune fille de vingt et un ans, n'a jamais été sérieusement malade. Elle est cependant souvent enrhumée. Légèrement anémique et réglée d'une façon régulière.

Parents bien portants. Depuis une semaine environ X..., se plaignait d'une lassitude extrême au moindre travail, inappétence, insomnie, cauchemars. Cet état ne faisait qu'empirer quand elle fit appeler le Dr Dumas qui constata les phénomènes suivants : Léger ballonnement abdominal, ventre sensible à la pression, douleur dans les deux fosses iliaques, langue saburrale, rouge sur les bords, pouls petit, irrégulier, température 38°4, stupeur légère.

Pas de délire. Pas de diarrhée. Pas de taches rosées. A l'auscultation, on découvre des râles de bronchite disséminés. L'état persiste, le pouls devient mauvais, la température présente des oscillations irrégulières, le délire est léger. La malade comprend bien les questions qu'on lui adresse malgré une légère surdité.

Le dix-septième jour, la température commence a baisser d'une façon assez capricieuse pour arriver à la normale le vingt et unième jour; on perçoit toujours des râles de bronchite et au sommet du poumon droit de la submatité.

Le malade entre en convalescence mais sans appétit.

Huit mois après cette localisation, on constate un état de tuberculisation avancée (caverne à droite, expectoration rauco-purulente). Il n'y a pas eu d'hémoptysie mais l'amaigrissement est extrême. La malade succombre quatre mois plus tard.

Observation VIII

Empruntée à la thèse de Boudreaux (Paris 1904). Résumée.

Infection tuberculeuse aiguë. Localisation pulmonaire quatre semaines après le début de l'infection.

V..., Jeanne quatorze ans entre à l'hôpital en mars 1903. Mère a eu une pleurésie à la suite de la naissance d'un autre enfant; père rhumatisant, vient de faire un séjour de trois mois au lit.

La maladie actuelle semble remonter au commencement de février. Elle se plaignait alors de fréquents maux de tête. Depuis quinze jours, la diarrhée est apparue. Un médecin de ville, appelé, constatait hier une température de 40° et pensant à une typhoïde aurait provoqué l'envoi à l'hôpital.

A l'entrée l'enfant est pâle, amaigrie, abattue, pouls 136, température oscillant autour de 38° et 39°. Langue sèche, diarrhée persistante, appétit nul. A la palpation du ventre qui n'est ni tendre, ni douloureux, on perçoit un peu de gargouillement profond dans la fosse iliaque. Phénomènes peu accusés, toux rare, pas d'albumine dans les urines, sérodiagnostic typhique négatif.

La malade se plaint de la tête, mais on n'observe ni insomnie ni révasseries nocturnes.

Le diagnostic resta en suspens. L'idée d'une fièvre typhoïde, d'une grippe ou d'une tuberculose aiguë fut soulevée et discutée. La possibilité d'une typhoïde fut vite écartée en raison de l'évolution de la maladie et l'absence de taches rosées.

La longue durée des accidents nous amenait au diagnostic d'évolution tuberculeuse. Les premiers jours de mai, la malade présentait une respiration rude et grave dans la partie externe du sommet droit, avec submatité. Ces signes se retrouvaient en avant sous la clavicule. A gauche, au niveau du sommet; foyer soufflant.

CONCLUSIONS

1° La tuberculose peut débuter comme une maladie générale aiguë, sans localisation apparente d'emblée, et se manifester uniquement par de la fièvre, qui revêt certains caractères : c'est une température ordinairement à grandes oscillations, une rémission de un à un degré et demi, très bien supportée par le malade, avec un état général qui peut rester satisfaisant assez longtemps ; cette fièvre tuberculeuse, a encore un caractère, celui du peu de résistance de sa courbe, qui s'infléchit aisément, avec un antithermique à faible dose ou un bain froid.

2° Les localisations peuvent apparaître tardivement ; elles apparaissent, d'après nos observations, dans la troisième semaine, en moyenne, sur les poumons, les méninges ou le péritoine.

3° Le diagnostic se fera avant la localisation, surtout avec la fièvre typhoïde et les affections dites paratyphoïdes.

BIBLIOGRAPHIE

Weill. — Précis de Médecine infantile.

Dauvergne. — De l'apyrexie dans la tuberculose de l'enfance. Thèse de Lyon 1904.

Brouardel et Thoinot. — Traité de médecine.

Landouzy. — Clinique de la Charité 1886.

— *Revue de médecine,* 1899.

Strumpell. — Ueber das Fieber bei der Lungentuberkulose und seine prognostiche (*Bedentung Müncherer mediz. Wochenschrift,* 1892, p. 905 et 932.)

Chrétien. — La fièvre chez les tuberculeux. Thèse de Paris, 1896.

Reinhold. — Klinische [Beitræge zur Kenntnis der acuten miliar Tuberculose 1891.

Boudreaux. — La fièvre tuberculeuse chez les enfants. Thèse de Paris 1901.

Pistre. — De la fièvre tuberculeuse aiguë. Thèse de Montpellier 1892.

Jaccoud. — Hôpital de la Pitié, 1892.

Lyon. — Imp. A. Storck et Cie, 8, rue de la Méditerranée.

www.ingramcontent.com/pod-product-compliance
Ingram Content Group UK Ltd.
Pitfield, Milton Keynes, MK11 3LW, UK
UKHW020502230726
13925UKWH00005B/2071